48,–

Samlert

Die Vorbereitung auf das A-Diplom in Körper- und Schädelakupunktur

Die Vorbereitung auf das A-Diplom in Körper- und Schädelakupunktur

Von Dr. med. Helmut Samlert

Mit 24 Abbildungen

Band 4.1.b (Prüfungen)

Lehrbuchreihe:
Wissenschaftliche Akupunktur und Aurikulomedizin
(Herausgegeben von Dr. med. Frank R. Bahr)

Friedr. Vieweg & Sohn   Braunschweig/Wiesbaden

1986

Alle Rechte vorbehalten
© Friedr. Vieweg & Sohn Verlagsgesellschaft mbH, Braunschweig 1986

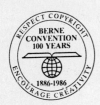

Satz: Ewert, Braunschweig
Druck und buchbinderische Verarbeitung: Lengericher Handelsdruckerei, Lengerich
Printed in Germany

ISBN   3-528-07956-8

Inhalt

Vorwort VII

I   Die Orbes 1

II   Die Befehlspunkte 1

III Die antiken oder Su-Punkte 3

IV   Die Ableitung der Befehlspunkte 4

V   Meisterpunkte 7

VI   Punkte mit segmentaler Wirkung (Shu-Mo-Stechen) . 7

VII Die Kardinal-Punkte 10

VIII Die therapeutischen Regeln 11

IX   Schädelakupunktur 15

X   Die Therapiehindernisse in der kontrollierten Körper-
     und Schädelakupunktur 19

XI   Beispiele von Originalprüfungen mit den richtigen
     Antworten 21

XII Literaturempfehlungen 82

XIII Sachregister 83

Vorwort

Das A-Diplom in Körper- und Schädelakupunktur erfordert Grundkenntnisse in diesen beiden Therapieformen. Die Prüfung selbst gliedert sich in einen schriftlichen und einen mündlich-praktischen Teil. Gemäß einem Beschluß der AHO (Acupuncture Health Organisation), den auch die Deutsche Akademie für Akupunktur und Aurikulomedizin für verbindlich erklärt hat, werden nur Prüfungen, die bei anderen Organisationen abgelegt wurden, anerkannt, die beide Prüfungsabschnitte umfassen. Die Vorbereitung auf die Prüfung sollte mit einem Literaturstudium beginnen. Geeignete Literatur wird in dem entsprechenden Abschnitt angegeben. Ebenso wichtig wie das Literaturstudium ist jedoch die Teilnahme an Kursen und Hospitationen. Aus der Literatur allein kann man die Akupunktur nicht erlernen. Man braucht die praktische Anleitung erfahrener Akupunkturärzte. Diese Anleitung zur Vorbereitung auf das A-Diplom in Körper- und Schädelakupunktur soll dem Anfänger behilflich sein, das wirklich erforderliche Basiswissen aus der umfangreichen Literatur herauszufinden und sich auf rationelle Weise anzueignen. Beispiele von schriftlichen Prüfungen (Originalprüfungen der DAA/AM) sollen dem angehenden Akupunkturarzt einen Anhalt geben, ob er sich richtig vorbereitet. Es wäre aber falsch und völlig unzureichend, nur nach den Prüfungsbeispielen lernen zu wollen. Wie schon der Name sagt, soll nur beispielshaft gezeigt werden, welcher Art die Prüfungsfragen sind und welche Themen bekannt sein müssen.

Die Möglichkeiten der Körper- und Schädelakupunktur erschließen sich dem Arzt erst dann richtig, wenn er das umfangreiche Gebiet sicher beherrscht und die jeweils optimale Technik einzusetzen weiß. Dabei bietet die kontrollierte Körperakupunktur nach BAHR wertvolle Hilfen. Dazu gehört auch das Wissen um die Therapiehindernisse.

Bis heute ist es noch so, daß jeder, der glaubt akupunktieren zu können, auch die Akupunktur ausüben darf. Wenn man sich als Arzt mit der Materie der Akupunktur befaßt, so sollte man jedoch sich nicht damit begnügen, daß die Akupunktur ohne Befähigungsnachweis bei uns ausgeübt werden darf. Das A-Diplom stellt einen solchen Befähigungsnachweis dar. Die Einstellung, man habe bisher im Leben schon genügend Prüfungen abgelegt, mag zwar verständlich sein, ist jedoch sicher auf die Dauer nicht haltbar. Auf der einen Seite sollte man sich selbst durch die bestandene Prüfung nachweisen, daß man in dieser Therapieform Akupunktur das nötige Wissen und Können besitzt. Auf der anderen Seite ist es bestimmt auch dem Patienten gegenüber bedeutsam, ein Diplom zu besitzen. Es gibt durchaus Patienten die ihren Arzt direkt danach fragen. Es ist bei uns jedoch nicht Sitte, wie in anderen Ländern die Wände der Praxis mit Diplomen zu schmücken. Schließlich könnte es auch einmal forensische Bedeutung erlangen, ob man ein Diplom besitzt oder nicht.

Dieses Buch möchte dazu beitragen, daß die Vorbereitung auf das A-Diplom erleichtert wird. Es möchte dem angehenden Akupunkturarzt die Scheu vor der Prüfung nehmen. Es soll ihn zum richtigen Lernen führen. Das Lernen selbst kann es ihm allerdings nicht abnehmen.

Helmut Samlert

I Die Orbes

Unter einem Orbis = Wirkkreis versteht man funktionell zusammengehörende Systeme. Ein Orbis besteht aus einem Organ, den zugehörigen Punkten auf der Haut und dem Meridian, der in seinem oberflächlichen Verlauf die Punkte auf der Haut verbindet und in seinem tiefen Verlauf die Verbindung zum Organ und anderen Systemen (andere Meridiane, außerordentliche Gefäße) herstellt.

Die zwölf paarigen Meridiane sind (in der Reihenfolge des energetischen Umlaufes nach der Meridianuhr, siehe auch S. 14):

Hand: Herz He, 9 Punkte, Yin, zentrifugal, gibt Energie weiter
an Dünndarm Dü, 19 Punkte, Yang, zentripetal, weiter
Fuß: Blase Bl, 67 Punkte, Yang, zentrifugal, weiter Niere Ni,
27 Punkte, Yin, zentripetal, weiter
Hand: Kreislauf-Sexus KS, 9 Punkte, Yin, zentrifugal weiter
Dreifach-Erwärmer 3E, 23 Punkte, Yang, zentripetal,
weiter
Fuß: Gallenblase Gb, 44 Punkte, Yang, zentrifugal, weiter
Leber Le, 14 Punkte, Yin, zentripetal, weiter
Hand: Lunge Lu, 11 Punkte, Yin, zentrifugal, weiter
Dickdarm Di, 20 Punkte, Yang, zentripetal, weiter
Fuß: Magen Ma, 45 Punkte, Yang, zentrifugal, weiter
Milz-Pankreas MP, 21 Punkte, Yin, zentripetal

Die beiden unpaaren Meridiane sind:
Konzeptionsgefäß KG, 24 Punkte, Yin, Bauch, von caudal nach cranial, Lenkergefäß LG, 28 Punkte, Yang, Rücken, von caudal nach cranial.

Außer diesen Orbes und den unpaaren Meridianen gibt es noch die sogenannten Para-Orbes. Dies sind:
1. Para–Orbis cerebri
2. Para–Orbis medullae
3. Para–Orbis uteri (dieser wird nur in der Gravidität angenommen).

II Die Befehlspunkte

Unter Befehlspunkten verstehen wir solche mit Hilfe deren Punktur es möglich ist, im Bereich eines Organs oder Meridians aufgetretene energetische Ungleichgewichte zum Ausgleich zu bringen. Das kann zum Einen bedeuten, daß ein Punkt direkt

1

auf die Leere in seinem zugehörigen Organ oder Meridian einwirkt, dann ist er ein Tonisierungspunkt. Wirkt er dagegen auf die Fülle ausgleichend ein, so ist er ein Sedierungspunkt. Zusätzlich kennt man noch den Quellpunkt. Ein Teil seiner Funktion besteht darin, daß er zur Unterstützung dient. Dabei kann er sowohl im einen Fall den Tonisierungspunkt, im anderen Fall den Sedierungspunkt unterstützen. Er unterstützt also im Falle der Leere den Tonisierungspunkt, im Falle der Fülle den Sedierungspunkt. Über diese Unterstützungsfunktion hinaus hat der Quellpunkt noch eine weitere, sehr bedeutsame Funktion. Er ist der Endpunkt des transversalen Lo-Gefäßes. Das transversale Lo-Gefäß beginnt am Lo-Punkt (Lo = Luo = Netz). Es zieht zum klinisch gekoppelten Partner seines eigenen Meridianes und endet am Quell-Punkt des gekoppelten Partners. Einer der beiden Partner ist stets ein Yang-, der andere stets ein Yin-Meridian. Sie folgen im Energie-Umlauf aufeinander. Das transversale Lo-Gefäß vom Lo-Punkt des einen zum Quell-Punkt des anderen Partners ist eine „Einbahnstraße".

Die Tabelle 1 zeigt die Befehlspunkte in der Reihenfolge: 1. Tonisierungspunkt, 2. Sedierungspunkt, 3. Quellpunkt, 4. Lo-Punkt. Zusätzlich sind klinisch gekoppelte Meridiane gekennzeichnet und die transversalen Lo-Gefäße markiert.

Tabelle 1

Mer	Ton.	Sed.	Quell.	Lo.	
He	9	7	7	5	Klin.
Dü	3	8	4	7	gekoppelt
Bl	67	65	64	58	Klin.
Ni	7	1/2	3	4	gekoppelt
KS	9	7	7	6	Klin.
3E	3	10	4	5	gekoppelt
Gb	43	38	40	37	Klin.
Le	8	2	3	5	gekoppelt
Lu	9	5	9	7	Klin.
Di	11	2/3	4	6	gekoppelt
Ma	41	45	42	40	Klin.
MP	2	5	3	4	gekoppelt

2

Die Befehlspunkte umfassen für jeden der zwölf Meridiane vier Punkte, die zu den 100 wichtigsten Punkten der Körperakupunktur gehören. Mit der Kenntnis der Befehlspunkte hat man also bereits etwa die Hälfte dieser einhundert Punkte erreicht. Die Befehlspunkte prägt man sich recht gut wie eine Telefonnummer ein. Die Reihenfolge lautet wie in der oben angegebenen Tabelle, also Tonisierungs-, Sedierungs-, Quell- und Lo-Punkt. Für den Dünndarm-Meridian lautet diese Nummer dann 3 – 8 – 4 – 7, für den Blasen-Meridian ergeben sich zweistellige Merkzahlen: 67 – 65 – 64 – 58.

Es genügt selbstverständlich nicht, sich nur die Punkte mit ihren Nummern zu merken. Man muß auch die exakte Lokalisation kennen.

III Die antiken oder Su-Punkte

Die antiken Punkte befinden sich am Arm im Bereich von den Finger-Endphalangen bis zu den Ellbogengelenken, am Bein im Bereich von den Zehen-Endphalangen bis zu den Kniegelenken. Die Kenntnis der antiken Punkte und der Punktehierarchie braucht man für das Verständnis energetischer Vorstellungen und für die Ableitung der Befehlspunkte mit Ausnahme des Lo-Punktes. Nach traditionellen Vorstellungen ist der Energiestrom im Meridian an den Endphalangen am schwächsten und nimmt bis zu den Ellbogen- bzw. Kniegelenken zu. Dort geht der Energiestrom in die Tiefe. Man bezeichnet den energieschwächsten Punkt distal als Ting-Punkt (Ting = Quelle, nicht zu verwechseln mit dem Quell-Punkt!). Der zweite Punkt von distal ist der Yong-Punkt (Yong = kleiner Bach). Der dritte Punkt von distal heißt Yü-Punkt (Yü = größerer Bach). Der Yünn-Punkt fällt bei den Yin-Meridianen mit dem Yü-Punkt zusammen, ist also im Yin-Bereich ebenfalls dritter Punkt. Bei den Yang-Meridianen ist der Yünn-Punkt dagegen der vierte Punkt von distal (Yünn = kleiner Fluß). Bis zum Yünn-Punkt braucht man also nur von distal nach proximal die Punkte abzuzählen. Eine Ausnahme bildet der Gallenblasen-Meridian, da der Punkt Gb 42 kein antiker Punkt ist und deshalb nicht mitgezählt werden darf. Beim nächsten antiken Punkt, dem King-Punkt (King = großer Fluß) muß man sich die Lage im Bereich der Hand- bzw. Fußgelenke merken. Der Ho-Punkt (Ho = großer Strom oder Meer) befindet sich an den Ellbogen- bzw. Kniegelenken.

3

IV Die Ableitung der Befehlspunkte

Am einfachsten kann man den Quell-Punkt ermitteln. Der Quell-Punkt ist bei allen Meridianen mit dem Yünn-Punkt identisch. Dies ist bei allen Yin-Meridianen stets der dritte Punkt von distal, also He 7, KS 7, Lu 9, Le 3, Ni 3 und MP 3. Bei den Yang-Meridianen ist der Yünn-Punkt der vierte antike Punkt (von distal), und damit ist auch der Quell-Punkt bei Yang-Meridianen der vierte Punkt von distal. Wie vorhin bei den Su-Punkten schon erwähnt, bildet lediglich der Gallenblasen-Meridian eine Ausnahme, da der Punkt Gb 42 kein antiker Punkt ist und daher auch nicht mitgezählt wird. Folglich ist der Punkt Gb 40 der Quell-Punkt des Gallenblasen-Meridians. Die Quell-Punkte der Yang-Meridiane sind also: Di 4, Dü 4, 3 E 4, Bl 64, Ma 42 und Gb 40.

Die Tonisierungs- und Sedierungs-Punkte bestimmt man nach der Regel „Mutter-Sohn''. Dazu muß man den fördernden Kreislauf der Organe und die Zuordnung der antiken Punkte kennen. Auf genaue Einzelheiten kann hier im Rahmen dieser Empfehlung für die Prüfungsvorbereitung nicht eingegangen werden.

(Ausführlicher ist die Ableitung im Skriptum der II. Stufe Körper- und Schädelakupunktur dargestellt.) Stark vereinfacht kann man sagen, daß die Kreisläufe (fördernder, kontrollierender, zerstörender) etwas mit der kybernetischen Verknüpfung der Organe und Orbes untereinander zu tun haben. Der fördernde Kreislauf der Yin-Organe stellt sich folgendermaßen dar: Leber fördert Herz, Herz fördert Milz-Pankreas, Milz-Pankreas fördert Lunge, Lunge fördert Niere, Niere fördert Leber (Abb. 1).

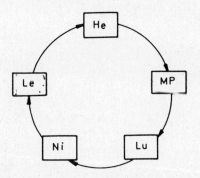

Abb. 1: Der fördernde Kreislauf der Yin-Organe.

Damit ist der Kreislauf geschlossen. Da eine dauernde Förderung das System aufschaukeln und schließlich zerstören würde, sind kontrollierende Kreisläufe schon aus kybernetischer Sicht unerläßlich notwendig. Im oben beschriebenen Yin-Kreislauf fehlt Kreislauf-Sexus. Dieser später erst zugefügte Orbis ist energetisch an der gleichen Position einzuordnen wie Herz. Auf den fördernden Kreislauf (auch hervorbringender Kreislauf genannt) wendet man nun die Regel „Mutter-Sohn" an. Das im Kreislauf im Uhrzeigersinn vorhergehende Organ ist die Mutter des nachfolgenden, das Nachfolgende folglich der Sohn des Vorhergehenden. Am Beispiel Herz bedeutet das: Herz ist Sohn von Leber und Mutter von Milz-Pankreas. Die Mutter gibt an den Sohn ab, der Sohn nimmt von der Mutter auf. Die Mutter fördert den Sohn, der Sohn wird von der Mutter gefördert. Daraus folgt, daß Herz von Leber gefördert wird, von Leber aufnimmt, selbst dagegen Milz-Pankreas fördert bzw. an Milz-Pankreas abgibt. Durch Zuordnung werden nun die antiken Punkte mit den Organen der Kreisläufe in Beziehung gesetzt. Diese Zuordnung ergibt sich aus der Fünf-Elementen-Lehre, auf die hier nicht näher eingegangen werden kann. Die Zuordnung ergibt: Ting-Punkt zur Leber, Yong-Punkt zum Herzen, Yü-Yünn-Punkt zu Milz-Pankreas, King-Punkt zur Lunge und Ho-Punkt zur Niere (Abb. 2).

Bei der Ableitung des Tonisierungs-Punktes sucht man also die Mutter des energetisch gestörten Meridians oder Orbis auf,

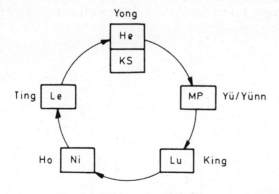

Abb. 2: Die Zuordnung der antiken Punkte zu den Yin-Organen im fördernden Kreislauf.

der ja geschwächt, nach der Tradition in Leere ist, damit die Mutter an den Sohn abgeben kann. Bei der Ableitung des Sedierungs-Punktes sucht man dagegen den Sohn des energetisch gestörten Meridians auf. Der energetisch gestörte Meridian ist in Fülle und soll abgeben. Am praktischen Beispiel wird das Vorgehen leicht verständlich. Energetisch gestört sei die Leber. Im fördernden Kreislauf steht die Leber zwischen Niere und Herz. Niere ist die Mutter, Herz der Sohn von Leber.

Bei Leere will man tonisieren, muß also die Mutter aufsuchen, das ist die Niere. Der Niere ist der Ho-Punkt zugeordnet. Das bedeutet, daß der Ho-Punkt des Leber-Meridians (nicht etwa des Nieren-Meridians!) zum Tonisieren der Leber verwendet wird, also der Tonisierungs-Punkt der Leber ist. Es ist der Punkt Leber 8. Der Sedierungs-Punkt ergibt sich über den Sohn der Leber, also Herz. Dem Herzen ist der Yong-Punkt zugeordnet. Folglich ist der Yong-Punkt = Le 2 der Sedierungs-Punkt der Leber. Da bei den Yin-Meridianen Yü- und Yünn-Punkt identisch sind, kommt es zu folgenden Doppelfunktionen: Beim Herz- und beim Kreislauf-Sexus-Meridian ist der Yü-Yünn-Punkt (He 7, KS 7) sowohl Sedativ- als auch Quell-Punkt. Beim Lungen-Meridian fungiert der Yü-Yünn-Punkt = Lu 9 als Tonisierungs- und auch als Quell-Punkt. Bei den Yang-Meridianen gibt es solche Doppelfunktionen von Punkten nicht, da Yü- und Yünn-Punkt getrennt vorhanden sind. Der Yünn-Punkt als solcher hat grundsätzlich nur die Funktion als Quell-Punkt.

Man muß also korrekterweise sagen, daß im fördernden Kreislauf der Yü-Punkt zugeordnet wird. Bei den Yang-Meridianen lauten Reihenfolge und Zuordnung infolgedessen: Dickdarm — Ting; Blase — Yong; Gallenblase — Yü; Dünndarm — King; Magen — Ho (Abb. 3). Auch hier möge ein praktisches Beispiel das Vorgehen bei der Ableitung des Tonisierungs- und des Sedierungs-Punktes erläutern. Mutter von Dünndarm ist Gallenblase. Dieser ist der Yü-Punkt zugeordnet. Der Yü-Punkt des Dünndarmes ist der Punkt Dü 3, der daher der Tonisierungs-Punkt des Dünndarmes ist. Für den Sedierungs-Punkt suchen wir den Sohn des Dünndarmes auf. Wir finden den Magen, dem der Ho-Punkt zugeordnet ist. Der Ho-Punkt des Dünndarmes und damit auch sein Sedierungspunkt ist der Punkt Dü 8.

Erfahrungsgemäß tut sich der Anfänger mit diesen traditionellen energetischen Vorstellungen etwas schwer. Da man sich

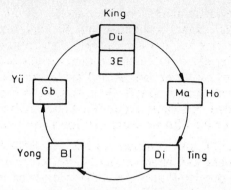

Abb. 3: Die Zuordnung der antiken Punkte zu den Yang-Organen.

jedoch sehr viel stumpfsinniges Auswendiglernen ersparen und viel leichter in die Materie einsteigen kann, wurde auf diese Dinge etwas ausführlicher eingegangen.

V Meisterpunkte

Die Definition besagt, daß man unter Meisterpunkten solche Punkte versteht, die auf Grund der Erfahrung bei bestimmten Symptomen oder Syndromen allein oder in Kombination mit anderen Punkten eine sehr zuverlässige Wirkung entfalten. Eine Zusammenstellung von Meisterpunkten findet sich im Skriptum der Körper- und Schädelakupunktur Stufe II, dem auch die folgende Tabelle entnommen ist (Tabelle 2).

VI Punkte mit segmentaler Wirkung
   (Shu-Mo-Stechen)

Unter Zustimmungs- oder Shu-Punkten versteht man Punkte mit direkter Wirkung auf das zugeordnete Organ und seinen Meridian. Die Zustimmungs-Punkte befinden sich segmental angeordnet am Rücken auf dem inneren Ast des Blasen-Meridians. Außer den Shu-Punkten für die zwölf paarigen Meridiane gibt es je einen Zustimmungs-Punkt für das Lenker-Gefäß (Bl 16), das Zwerchfell (Bl 17), den Punkt KG 4 (Bl 26) und den Punkt KG 6 (Bl 24). Für das Konzeptions-Gefäß existiert kein Zustimmungs-Punkt. Der Rücken wird dem Yang zugeordnet. Deshalb rechnet man auch die dort gelegenen Zustimmungs-Punkte dem Yang zu.

7

Tabelle 2 Meister-Punkte

Lu 9	Gefäßkrankheiten	Ton., Q., Yü/Yünn
Lu 11	Halsbereich, bes. Schmerzen	Ting
Di 1	Zahnschmerzen	Ting
Di 15	Obere Extremität, Paresen der Arme	
Ma 10	Stimmermüdung, Heiserkeit, „Sänger-P."	
Ma 37	Eingeweide	Organ-Ho des Dickdarmes
MP 4	Durchfälle	Lo-P., Kardinal-P.
MP 5	Bindegewebe	Sed., King-P.
Bl 17	Zwerchfell, Blut, Rücken (+ Gb 26)	Zust. P.
Bl 40	Hautkrankheiten	Ho-P. d. Blasen-Meridians
Bl 52	Lenden-Region	
Bl 58	Beine	Lo.-P.
Bl 60	Schmerzen im Bereich des Blasen-Meridians	King-P.
Bl 62	Schlaf	Kardinal-P.
Ni 6	Schlaf	Kardinal-P.
3E 4	Vascul. Kopfschmerz	Q., Yünn-P.
3E 5	1. Meister-P. gegen rheumat. Geschehen	Lo.-P., Kardinal-P.
3E 15	Arme	
3E 21	Ohr-Erkrankungen	
3E 22	Schädeldurchblutung	
Gb 30	Untere Extremität	
Gb 34	Muskulatur	Ho.-P. des Gb.-Meridians
Gb 41	2. Meister-P. gegen rheumat. Geschehen	Kardinal-P.
Le 2	Spasmolyse	Sed., Yong-P.
Le 3	Spasmolyse	Yü/Yünn-P., Q.
KG 13	Krampfartige Magenstörungen	
KG 17	Energie, Thorax	Alarm-P. d. oberen Erwärmers
KG 21	Sodbrennen	
LG 2	Lumbalgegend	
LG 4	Impotenz	
LG 20	Geistige Energie	

Ein gewisses Schema liegt für die Zustimmungs-Punkte insofern vor, als zunächst die Zählung der Punkte des Blasen-Meridians mit der der Brustwirbel (minus zehn!) übereinstimmt. Dies gilt von Bl 11 bis Bl 17 entsprechend dem 1. bis 7. Brustwirbel-Dornfortsatz. In Höhe des 8. Brustwirbel-Dornfortsatzes fehlt jedoch ein entsprechender Punkt auf dem Blasen-Meridian, so daß der Punkt Bl 18 auf die Höhe des 9. Brustwirbel-Dornfortsatzes lokalisiert wird. Demzufolge findet man dann den Punkt Bl 21 in Höhe des 12. BWD und den Punkt Bl 22 in Höhe des Unterrandes des 1. LWD. Es ergibt sich schließlich für den Punkt Bl 27 die Höhe des 1. Sakralloches. Alle Zustimmungspunkte liegen exakt 1 1/2 Cun lateral von der dorsalen Medianlinie. Für jedes Organ und seinen Meridian kennen wir außer den Zustimmungs-Punkten auch noch die Alarm- oder Mo-Punkte. Alarm-Punkte sind bei Erkrankung des zugehörigen Organs oft spontan schmerzhaft oder druckempfindlich. Daher rührt ihr Name ,,Alarm-Punkt''. Die Alarm-Punkte befinden sich auf der ventralen Körperseite, die dem Yin zugeordnet ist. Auch

Tabelle 3

Meridian bzw. Funktion	Zustimmungs-Punkt	Alarm-Punkt
Lunge	Bl 13	Lu 1
Kreisl. Sexus	Bl 14	KS 1, Ni 11
Herz	Bl 15	KG 14
Lenkergefäß	Bl 16	
Zwerchfell	Bl 17	
Leber	Bl 18	Le 14
Gallenblase	Bl 19	Gb 23, Gb 24
Milz-Pankreas	Bl 20	Le 13
Magen	Bl 21	KG 12
Dreifacher Erwärmer	Bl 22	KG 5
(unterer Erwärmer)		KG 7
(mittlerer Erwärmer)		KG 12
(oberer Erwärmer)		KG 17
Niere	Bl 23	Gb 25
KG 6	Bl 24	
Dickdarm	Bl 25	Ma 25
KG 4	Bl 26	
Dünndarm	Bl 27	KG 4
Blase	Bl 28	KG 3

die Alarm-Punkte zeigen eine segmentale Anordnung, jedoch nicht so klar wie die Zustimmungs-Punkte. Die Alarm-Punkte können, müssen aber nicht auf dem zugehörigen Meridian liegen. Bei einigen Meridianen befindet sich der Alarm-Punkt auf dem Konzeptions-Gefäß, ist also dann unpaar.

Die Kombination von Zustimmungs- und Alarm-Punkten bezeichnet man als Shu-Mo-Stechen. Es handelt sich dabei um eine hinten-vorn-Kopplung, bzw. eine Yang-Yin-Koppelung.

Außer der Zugehörigkeit der Shu- und der Mo-Punkte zu den Meridianen muß man selbstverständlich auch die Lokalisationen und die Indikationen kennen.

In Tabelle 3 sind die zusammengehörenden Zustimmungs- und Alarm-Punkte mit ihren Meridianen aufgeführt. Die Indikationen sind im Skriptum der Körperakupunktur für die Stufe II zu finden.

VII Kardinal-Punkte

Beim A-Diplom werden genauere Kenntnisse wie Verlauf etc. über die außerordentlichen Gefäße (andernorts recht unglücklich als „Wunder-Meridiane" bezeichnet) nicht verlangt. Einige Kenntnisse über diese außerordentlichen Gefäße sind jedoch sogar für den Anfänger unentbehrlich. Diese außerordentlichen Gefäße werden nur dann wirksam, wenn man sie durch Nadelung ihrer Einschalt-Punkte gewissermaßen aktiviert. Schaltet man ein solches außerordentliches Gefäß fälschlich ein, so können recht unangenehme, meist vegetative Reaktionen ausgelöst werden. Diese Einschaltpunkte der außerordentlichen Gefäße werden als Kardinal-Punkte bezeichnet. Die Kardinal-Punkte haben nun außer ihrer Einschalt-Funktion für die außerordentlichen Gefäße häufig noch andere wichtige Funktionen, die auch der Anfänger notwendig braucht. Dazu muß man wissen, daß ein Kardinal-Punkt seine Einschalt-Funktion für das außerordentliche Gefäß nur dann entfaltet, wenn man ihn als ersten oder letzten Punkt der Sitzung nadelt und auch wieder entnadelt. Will man also nur die anderen Effekte eines solchen Kardinal-Punktes nutzen, so muß man mindestens eine Nadel vorher und auch hinterher in einen anderen Punkt stechen.

Die Tabelle 4 zeigt die Kardinal-Punkte, ihre weiteren Funktionen und die außerordentlichen Gefäße, die durch sie eingeschaltet werden.

Tabelle 4

MP 4	Lo-Punkt	Meister-P. gegen Durchfälle	ch'ung-mo
KS 6	Lo-Punkt		yin-wei-mo
Gb 41		2. Meister-P. gegen rheumatisches Geschehen	tai-mo
3E 5	Lo-Punkt	1. Meister-P. gegen rheumatisches Geschehen	yang-wei-mo
Lu 7	Lo-Punkt		jen-mo = KG
Ni 6		Meister-P. gegen Schlafstörung	yin-ch'iao-mo
Dü 3	Ton.-Punkt		tu-mo = LG
Bl 62		Meister-P. gegen Schlafstörung	yang-ch'iao-mo

VIII Die therapeutischen Regeln

Die Akupunktur ist, wie BACHMANN es formuliert hat, eine „Ordnungstherapie". Ungleichgewichte müssen beseitigt werden. In der Tradition hieß das vor allem Fülle- und Leerezustände auszugleichen. BAHR hat erkannt, daß die Akupunktur ein kybernetisches System darstellt. Versagen die Regelmechanismen des Körpers, so muß der Arzt „steuernd" eingreifen, um die Regelung wieder in Gang zu setzen. Es ist wichtig sich klarzumachen, daß die beste Steuerung mit nur einer einzigen Nadel erfolgen würde, wie DE LA FUYE früher allerdings aus anderer Erkenntnis postuliert hat. In der Kybernetik gilt, daß jede überflüssige Nadel selbst zu einem Störfaktor wird.

a) Das transversale Lo-Gefäß

Zwischen zwei klinisch gekoppelten Meridianen kann der Ausgleich von Fülle oder Leere über die transversalen Lo-Gefäße erfolgen. Das transversale Lo-Gefäß darf nur bei endogenen Störungen eingesetzt werden. Bei exogenen Erkrankungen (die nach der Tradition durch pathogene bioklimatische Energie bedingt sind) bestünde die Gefahr, vom kranken Meridian her bei Ableitung der Fülle den energetisch gesunden, klinisch gekoppelten Partner ins Ungleichgewicht zu bringen.

Das transversale Lo-Gefäß verläuft grundsätzlich vom Lo-Punkt des einen Partners zum Quell-Punkt des anderen Partners. Dies ist eine absolute Einbahnstraße. Man kann also nur von einem Meridian, der pathologisch in Fülle ist, Energie zum gekoppelten Partner „ableiten". Der Weg geht dabei immer vom

Lo-Punkt des einen zum Quell-Punkt des anderen gekoppelten Partners. (Siehe Tabelle 1 im Kapitel über die Befehlspunkte.)

b) Die Regel Mittag—Mitternacht

Unter dieser Regel versteht man die therapeutische Verwendung von zwei Meridianen, die nach der Meridian-Uhr (s. Abb. 6) in ihren Maxima gegeneinander um zwölf Stunden zeitlich verschoben sind. Der energetische Ausgleich über diese Regel hat sich in der Praxis gut bewährt. Die Regel Mittag—Mitternacht ist ein wichtiges kybernetisches Prinzip in der Körperakupunktur. Nach der Tradition geht die Wirkung über sogenannte „longitudinale Lo-Gefäße". Man verwendet dabei die jeweiligen Lo-Punkte. Man spricht bei der Regel Mittag—Mitternacht auch von einem „oben-unten-Ausgleich", desgleichen auch von einem „Yin-Yang-Ausgleich". Das rührt daher, daß jeweils der eine Partner bei dieser Koppelung ein Arm-, der andere ein Bein-Meridian ist. Dazu kommt, daß stets ein Yin-Meridian und ein Yang-Meridian zusammengehören. Lo-Punkte, die bei der Regel Mittag—Mitternacht zur Kopplung ihrer Meridiane eingesetzt werden können, sind:

Tabelle 5

	Lu 7	— Bl 58	
	Ni 4	— Di 6	
	MP 4	— 3E 5	
Yin	He 5	— Gb 37	Yang
	KS 6	— Ma 40	
	Le 5	— Dü 7	

c) Die Regel Ehemann—Ehefrau

Im alten China spielt der Mann innerhalb der Familie eine absolut dominierende Rolle. Nur daher erklärt sich der eigenartige Name dieser recht selten einsetzbaren Regel. Gemeint ist mit dem dominierenden Ehemann, daß man bei der Beeinflussung des Dominierenden gewissermaßen indirekt dessen Partner, also die Ehefrau beeinflußt. Die zusammengehörenden Partner zeigt Abb. 4. Auf der rechten Seite des Schemas finden wir jeweils

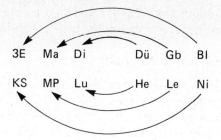

Abb. 4:

die Ehemänner. Das sind im Yang-Bereich Dü, Gb und Bl, im Yin-Bereich He, Le und Ni. Auf der linken Seite finden wir die Ehefrauen. Das sind im Yang-Bereich 3E, Ma und Di, im Yin-Bereich KS, MP und Lu. Die Pfeile zeigen jeweils wer von wem beeinflußt wird. Die Regel Ehemann—Ehefrau besagt nun, daß eine Tonisierung des Ehemannes zwangsläufig zu einer Sedierung der Ehefrau führt. Im Gegensatz dazu bewirkt eine Sedierung des Ehemannes eine Tonisierung der Ehefrau. Die Erklärung für diese zunächst einmal eigenartig anmutende Regel findet man im kontrollierenden Kreislauf (Abb. 5). Der „Kontrollierende" wird zum „Ehemann", der „Kontrollierte" zur „Ehefrau". Beispielsweise wird Lunge (Ehefrau) von Herz (Ehemann) kontrolliert. Das bedeutet: Wenn man Herz tonisiert, wird die kontrollierende Funktion verstärkt und damit Lunge sediert. Umgekehrt kann Lunge sich stärker entfalten, wird to-

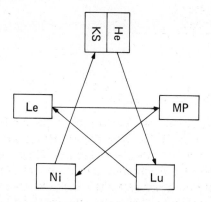

Abb. 5: Kontrollierender Kreislauf Yin.

13

nisiert, wenn man durch Sedierung von Herz die Kontrolle gewissermaßen mindert. Wenn auch diese Regel Ehemann–Ehefrau für die Praxis keine große Bedeutung besitzt, so zeigt sie doch wieder sehr gut eine kybernetische Verknüpfung als Wirkprinzip.

d) Die möglichen Aussagen der Meridian-Uhr

Man kann eine Meridian-Uhr mit sehr vielen Informationen füllen. Das ermöglicht dem Benutzer, auf einen Blick die verschiedensten Zusammenhänge abzulesen. Die Übersichtlichkeit darf bei einer Fülle von Einzelheiten allerdings nicht leiden. Man sollte schon in der Lage sein, eine Meridian-Uhr aus dem Gedächtnis zu zeichnen.

Die Meridian-Uhr gibt zunächst einmal die Reihenfolge der Meridiane im energetischen Umlauf an. Man hat die Abfolge der klinisch gekoppelten Meridiane dargestellt. Die Maximalzeiten

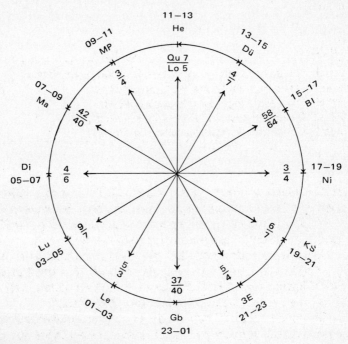

Abb. 6: Die Meridianuhr

lassen sich leicht ablesen. Man erkennt die sich gegenüberstehenden Partner nach der Regel Mittag—Mitternacht. Selbst die therapeutisch so wichtigen Lo-Punkte können vermerkt werden. Nimmt man die Quell-Punkte noch hinzu, so läßt sich sogar das transversale Lo-Gefäß ablesen (Abb. 6).

IX Schädelakupunktur

Die Besonderheit der Schädelakupunktur gegenüber der Nadelung von herkömmlichen Akupunktur-Punkten am Kopf besteht darin, daß man bei der Schädelakupunktur direkt reflektorisch auf die darunter liegenden Hirnareale einwirkt. Es bedarf dabei also nicht der Vermittlung eines Meridians. Die Abb. 7 gibt bereits die meisten Informationen über die Zonen der Schädelakupunktur und die Orientierungspunkte zum Auffinden der Zonen wieder. In den Abb. 8, 9 und 10 sind weitere Zonen dargestellt, deren Kenntnis für die Schädelakupunktur wichtig ist. Schließlich muß man sich noch merken, daß die Motorik-Zone in Fünftel eingeteilt wird. Die Zählung geht vom Schädeldach nach caudal (Tabelle 6).

Tabelle 6

1. Fünftel: Untere Extremität und Rumpf, Nadelung contralateral
2. Fünftel: Obere Extremität, Nadelung contralateral
3. Fünftel: Hand und Finger, Nadelung contralateral
4. Fünftel: Gesichtsmuskulatur, Nadelung beidseitig!
5. Fünftel: Gesichtsmuskulatur, Nadelung beidseitig!

Die Schädelakupunktur kann man sowohl mit der Körper- als auch mit der Ohrakupunktur kombinieren. Selbstverständlich darf man jedoch nicht in einer Sitzung gleichzeitig mit Körper- und auch noch Ohrakupunktur kombinieren.

In China verwendet man bei der Schädelakupunktur eine lange „Kopfnadel" zur Nadelung einer Zone. Bei uns hat sich die Modifikation nach ZEITLER bewährt. Dabei nadelt man das Areal mit mehreren kürzeren Nadeln im „Zick-Zack".

An Stelle der Nadeln kann man in der Schädelakupunktur auch einen Laser verwenden. Es ist ratsam, einen Infrarot-Laser zu verwenden, da dieser eine größere Eindringtiefe als die Farb-

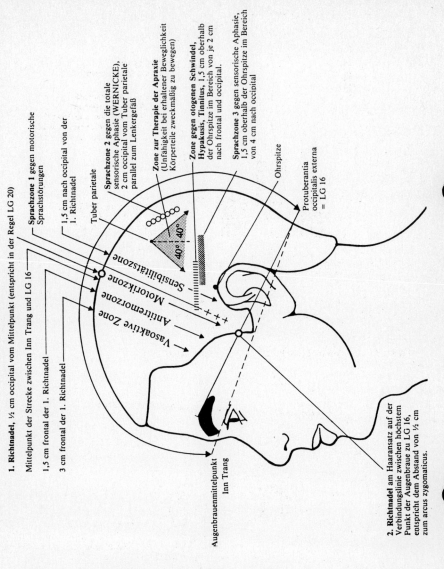

1. **Richtnadel,** ½ cm occipital vom Mittelpunkt (entspricht in der Regel LG 20)

Mittelpunkt der Strecke zwischen Inn Trang und LG 16

Sprachzone 1 gegen motorische Sprachstörungen

1,5 cm frontal der 1. Richtnadel

1,5 cm nach occipital von der 1. Richtnadel

3 cm frontal der 1. Richtnadel

Tuber parietale

Sprachzone 2 gegen die totale sensorische Aphasie (WERNICKE), 2 cm occipital vom Tuber parietale parallel zum Lenkergefäß

Zone zur Therapie der Apraxie (Unfähigkeit bei erhaltener Beweglichkeit Körperteile zweckmäßig zu bewegen)

Zone gegen otogenen Schwindel, Hypakusis, Tinnitus, 1,5 cm oberhalb der Ohrspitze im Bereich von je 2 cm nach frontal und occipital.

Sprachzone 3 gegen sensorische Aphasie, 1,5 cm oberhalb der Ohrspitze im Bereich von 4 cm nach occipital

Ohrspitze

Protuberantia occipitalis externa = LG 16

Augenbrauenmittelpunkt Inn Trang

Vasoaktive Zone

Antitremorzone

Motorikzone

Sensibilitätszone

2. **Richtnadel** am Haaransatz auf der Verbindungslinie zwischen höchstem Punkt der Augenbraue zu LG 16, entspricht dem Abstand von ½ cm zum arcus zygomaticus.

Abb. 7: Schädelakupunktur, Seitenansicht

16

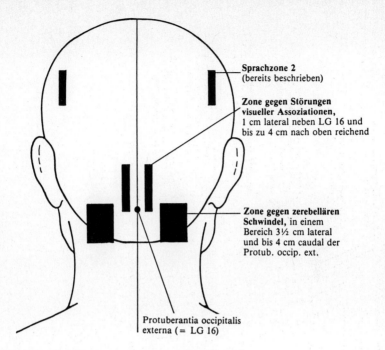

Sprachzone 2
(bereits beschrieben)

Zone gegen Störungen
visueller Assoziationen,
1 cm lateral neben LG 16 und
bis zu 4 cm nach oben reichend

Zone gegen zerebellären
Schwindel, in einem
Bereich 3½ cm lateral
und bis 4 cm caudal der
Protub. occip. ext.

Protuberantia occipitalis
externa (= LG 16)

Abb. 8: Schädelakupunktur, Hinterkopf

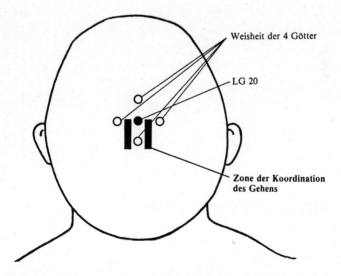

Weisheit der 4 Götter

LG 20

Zone der Koordination
des Gehens

Abb. 9: Schädelakupunktur, Ansicht von oben

17

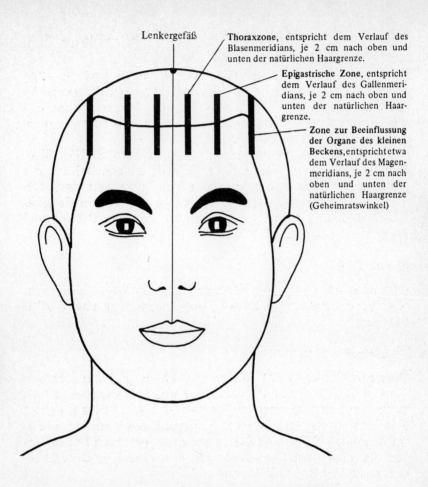

Abb. 10: Schädelakupunktur, Zonen im Stirnbereich

Laser hat. Bei cerebralen Ischämien mit Ernährungsstörungen im Gehirn wie bei Zuständen nach Insulten oder auch Hirn-Embolien verwendet man die nutritive Frequenz „B'' = 4,56 Hz, günstiger noch B' = 584 Hz. Zur Behandlung von Entwicklungsstörungen bei Kindern eignet sich dagegen besser die Frequenz der subcorticalen Strukturen „F'' = 73 Hz, günstiger noch F' = 9.344 Hz.

18

X Die Therapiehindernisse in der kontrollierten Körper- und Schädelakupunktur

Das Bedürfnis nach Kontroll-Techniken hat es auch im alten China bereits gegeben. So wurden dort seinerzeit die sogenannten Chinesischen Pulse entwickelt. Bei uns in Europa haben sich die Chinesischen Pulse nicht bewährt. Sie werden deshalb beim A-Diplom nicht berücksichtigt.

Wir verwenden die Kontroll-Techniken nach BAHR. Diese Kontroll-Techniken müssen in der Theorie bekannt sein. In der praktischen Prüfung werden sie jedoch nicht gefordert. Die Therapie-Hindernisse werden mit Hilfe des Nogier-Reflexes (RAC) und eines 3-Volt-Hämmerchens geprüft. Der Patient muß dabei geerdet sein.

a) Oszillation

Man prüft am Inn Trang. Kann man hier mit dem Puls-Pol des 3-Volt-Hämmerchens einen RAC auslösen, so liegt eine Oszillation vor.

b) Lateralitätsinstabilität

Über dem Punkt KG 24 wird mit dem Minus-Pol und über dem Punkt LG 20 mit dem Plus-Pol des 3-Volt-Hämmerchens untersucht. Läßt sich über beiden Punkten ein RAC auslösen, so liegt eine Lateralitätsinstabilität vor. Es spielt in der Körperakupunktur dabei keine Rolle, ob es sich um einen instabilen Rechtshänder oder einen instabilen Linkshänder handelt. Eine Unterscheidungsmöglichkeit ist nicht gegeben.

c) Inversion

Ein Test-Punkt, der mit dem 3-Volt-Hämmerchen untersucht werden könnte, ist in der Körperakupunktur bisher nicht bekannt. Wir behelfen uns damit, unter RAC-Kontrolle einen Druck auf den Bereich des Köpfchens der 1. Rippe (rechts und natürlich auch links nacheinander) auszuüben. Läßt sich ein RAC auslösen, so liegt auf der betreffenden Seite eine Inversion vor.

Man kann natürlich in Zweifelsfällen — oder auch grundsätzlich — auf das bessere Testverfahren der Ohrakupunktur für die Inversion ausweichen.

d) Störfeld

Der „Allergie-Punkt" der Körperakupunktur und damit auch der Testpunkt auf toxische Störfelder ist der Punkt Bl 40 in der Mitte der Kniekehle. Beim Vorliegen eines toxischen Störfeldes löst man beim Rechtshänder am Punkt Bl 40 rechts mit dem Minus-Pol und links mit dem Plus-Pol des 3-Volt-Hämmerchens einen RAC aus. Der Test-Punkt auf eine Amalgam-Belastung ist in der Körper-Akupunktur der Punkt KG 12. Bei Vorliegen einer Amalgam-Belastung löst man über dem Punkt KG 12 mit dem Minus-Pol des 3-Volt-Hämmerchens einen RAC aus.

Diese Grundregeln der Therapie- und Diagnose-Hindernisse in der kontrollierten Körper-Akupunktur sollten beim A-Diplom bekannt sein.

Prüfung für das A-Diplom
(Bereich Körper- und Schädelakupunktur)
am 3. Dezember 1982

1. **Welche sich gegenüberstehenden jeweils zwei Punkte-Paare sind nach dem gleichen Prinzip (Regel) ausgewählt:**

   A: Bl 13 — Lu 1   Bl 27 — KG 4

   B: Bl 17 — KG 17   Lu 7 — Ni 6

   C: Bl 19 — Gb 41   LG 19 — KG 15

2. **Das transversale Lo-Gefäß läuft vom:**

   A: Lo-Punkt zum Lo-Punkt des gekoppelten Partners

   B: Quellpunkt zum Quellpunkt des gekoppelten Partners

   C: Lo-Punkt zum Quellpunkt des gekoppelten Partners

   D: Quellpunkt zum Lo-Punkt des gekoppelten Partners

3. **Zur Behandlung rheumatischer Erkrankungen eigenen sich besonders:**

   A: 3 E 5, Gb 41

   B: Gb 34, Ma 36

   C: Bl 60, LG 4

4. **Was besagt die Regel Mittag—Mitternacht?**

   A: Es handelt sich um die gemeinsame Anwendung von zwei Meridianen, die auf der Meridianuhr um 12 Stunden phasenverschoben sind.

   B: Der Punkt darf nur gegen die Mittagszeit, jedoch nie nachts gestochen werden.

   C: Nach den klassischen Regeln ist anzunehmen, daß der Patient die Nacht nicht überleben wird.

5. **Wo liegt KG 4?**

   A: Am Oberrand der Symphyse

   B: 2/5 oberhalb der Symphyse

   C: 3/5 oberhalb der Symphyse

   D: in der Mitte des Nabels

6. Welches ist der Alarmpunkt des Herzens?

A: He 5

B: He 3

C: KG 13

D: KG 14

E: Ni 27

7. Weshalb ist es unlogisch, einen Sedierungspunkt zu moxen?

A: Es könnte sich um einen verbotenen Punkt handeln

B: Moxa bedeutet Energiezufuhr

C: Weil grundsätzlich nur Punkte am Rumpf gemoxt werden

8. Welcher Punkt liegt nahe am medialen Augenwinkel?

A: Gb 1

B: Bl 1

C: Bl 2

D: Ma 1

9. Der Quellpunkt ist bei den Yang-Meridianen stets von distal aus der vierte Punkt. Welcher Meridian macht hier eine Ausnahme?

A: Magen-Meridian

B: Blasen-Meridian

C: Gallenblasen-Meridian

D: Dickdarm-Meridian

E: Dünndarm-Meridian

F: 3E-Meridian

10. Unter welcher Voraussetzung kann man bei einem Meridian den Tonisierungspunkt mit dem Sedierungspunkt kombinieren?

A: Beide Punkte sind identisch

B: Der Sedierungspunkt ist gleichzeitig auch der Quell-Punkt

C: Fangfrage, gibt es nicht

11. Meisterpunkt bedeutet:

A: Der Punkt heißt nach einem alten Meister der Akupunktur

B: Die Verwendung solcher Punkte war im alten China nur den Meistern vorbehalten

C: Auf Grund vieler Erfahrungen wirkt der Punkt allein oder in Kombination bei bestimmten Erkrankungen besonders gut und sicher

12. Gb 40 ist:

A: Tonisierungspunkt

B: Lo-Durchgangs = Passagepunkt

C: Quellpunkt seines Meridians.

13. Die Punktur von Di 11 wirkt:

A: Nur loco — regional, z.B. bei Epicondylitis

B: außerdem sedierend

C: außerdem tonisierend

14. Der Punkt Ma 25 kann mit Erfolg eingesetzt werden:

A: gegen Enterocolitis

B: gegen asthmoide Bronchitis

C: gegen Schmerzen im Hüftgelenk

15. Bei Schmerzen im Bereich des II. Trigeminusastes wird man lokal vorwiegend Punkte des:

A: Blasenmeridians

B: des Magen und Dickdarm-Meridians

C: des Gallenblasenmeridians einsetzen

16. Der Punkt EXTRA 1 = P.d.M. liegt auf:

A: dem Blasenmeridian

B: dem Lenkergefäß = Tou Mo

C: dem 3E-Meridian

17. Der Punkt G 37 steht in direkter Verbindung mit:

A: Ni 2

B: MP 5

C: Le 3

18. Bei venöser Stase im Unterschenkelbereich bevorzugt man:

A: Le 2

B: MP 5

C: Ma 36

19. Hebt eine beträchtliche Kyphoskoliose der BWS die Wirkung der Zustimmungspunkte, die in diesem Bereich lokalisiert sind auf?

A: ja

B: nein

20. Hat der Punkt Lu 2 zahlreiche und wesentlich unterschiedliche Indikationen im Vergleich zu Lu 1?

A: ja

B: nein

26

21. Welche der angeführten Punkte würden Sie (neben anderen) zur Behebung der Impotenz aus Erektionsschwäche bevorzugen?

A: Le 3, Le 8 (9)

B: Bl 67, Bl 59

C: MP 3, Ma 44

22. Zu Magen-Darmspasmen paßt die Kombination der Punkte:

A: Lu 1, Lu 7, Bl 13

B: Extra 2 = Taiyang beidseits

C: Le 3, KG 12, Ma 25

D: LG 14 (13), 3E 15

23. Folgender Satz: ,,Er kann, muß aber nicht auf seinem zugehörigen Meridian liegen. Er ist bei Erkrankung des ihm zugehörigen Organs oder Hohlorgans oft spontan druckempfindlich, ja sogar richtig schmerzhaft, und sollte dann immer in die Behandlung eingebaut werden'' **paßt zu:**

A: Tonisierungspunkt

B: Sedativpunkt

C: Quellpunkt

D: Durchgangspunkt = Lo-Punkt

E: Zustimmungspunkt

F: alles falsch

24. ,,Punkt für Schmerzen im Bereich des Blasenmeridians'' paßt zu:

A: Bl 17

B: Bl 31

C: Bl 40

D: Bl 52

E: Bl 58

F: Bl 60

25. Bei der Schädelakupunktur muß man bei motorischen Sprachstörungen (Sprachzone 1)

A: ipsi- und kontralateral am obersten Fünftel der Motorik-
zone stechen (Nähe zu den in der Tradition schon
bekannten 4 Göttern)

B: kontralateral im 4. und 5. Fünftel der Motorikzone stechen

C: ipsilateral im 4. und 5. Fünftel der Motorikzone stechen

D: ipsi- und kontralateral im 4. und 5. Fünftel der Motorik-
zone stechen

Richtige Antworten Prüfung am 30.12.1982
Die eigene Antwort war:

	richtig	falsch
1 A	○	○
2 C	○	○
3 A	○	○
4 A	○	○
5 B	○	○
6 D	○	○
7 B	○	○
8 B	○	○
9 C	○	○
10 B	○	○
11 C	○	○
12 C	○	○
13 C	○	○
14 A	○	○
15 B	○	○
16 B	○	○
17 C	○	○
18 B	○	○
19 B	○	○
20 B	○	○
21 A	○	○
22 C	○	○
23 F	○	○
24 F	○	○
25 D	○	○

Prüfung für das A-Diplom
(Bereich Körper- und Schädelakupunktur)
am 23. September 1983

1. Was versteht man unter einem Meisterpunkt?

A: Einen Punkt, der nach einem alten chinesischen Meister der Akupunktur benannt ist.

B: Einen Punkt, dessen gute Wirkung bei bestimmten Erkrankungen oder Symptomen auf Grund langer Erfahrung als sicher gilt.

C: Einen Punkt, dessen Nadelung im alten China nur den sog. Meistern der Akupunktur vorbehalten war.

2. Der Punkt MP 4 ist ein:

A: Meisterpunkt

B: Kardinal-Punkt

C: Lo-Punkt

D: Tonisierungspunkt

E: A und B ist richtig

F: A, B und C ist richtig

G: A, B C und D ist richtig

H: Es ist alles falsch

3. Die Kombination Ni 2, Ni 4, Di 6 ist geeignet bei:

A: Obstipation

B: Schweißmangel

C: Hyperhidrosis

Überprüfen Sie folgende Möglichkeiten bei den folgenden Punkte-Kombinationen (Frage 4, 5 und 6):

A: Transversales Lo-Gefäß, B: Regel Ehemann-Ehefrau, C: Regel Mittag—Mitternacht, D: Shu-Mo-Stechen, E: Die Kombination ist unsinnig, sollte man nicht stechen.

4. He 5 − Gb 37: A, B, C, D, E

5. Bl 14 — Ni 11: A, B, C, D, E

6. Gb 37 — Le 3: A, B, C, D, E

7. Der Punkt KG 17 liegt in Höhe des

   A: 2. ICR, B: 3. ICR, C: 4. ICR, D: 5. ICR

8. Welcher Punkt liegt am Damm?

   A: LG 2, B: KG 1, C: LG 19, D: KG 8

9. Der Quellpunkt ist bei den Yin-Meridianen von distal gezählt stets der

   A: 2. Punkt, B: 3. Punkt, C: 4. Punkt, D: 5. Punkt

10. Der Quellpunkt ist bei den Yang-Meridianen mit einer Ausnahme der

    A: 2. Punkt, B: 3. Punkt, C: 4. Punkt, D: 5. Punkt von distal gezählt.

11. Welcher Yang-Meridian macht bei der Zählung von distal bei dem Quellpunkt eine Ausnahme?

    A: Dü, B: Blase, C: 3E, D: Gb, E: Di, F: Ma.

12. Folgende Punkte sind genadelt: Ma 36, Le 3, KG 3, Bl 28, LG 20. Welche Krankheit wird behandelt?

    A: Lumbo-Ischialgie
    B: Allgemeiner Schwächezustand (Z. n. Infektion)
    C: Reizblase
    D: Schmerzen in den Unterschenkeln.

13. Welche Punktekombination würden Sie bei einem allergischen Asthma bronchiale bevorzugen?

A: KG 17, Ni 27, Lu 7, Bl 40, LG 14

B: KG 17, Bl 17, Bl 13, Lu 2, Gb 37

C: Lu 9, Lu 5, KG 15, Bl 14

D: Lu 7, Di 4, Ma 36, Le 9.

14. Welche der folgenden Punktekombinationen würden Sie bei einer akuten Exacerbation einer chronischen Sinu-Bronchitis bevorzugen?

A: Inn Trang, LG 16, Bl 17, Ma 36

B: Lu 7, Ma 2, KG 17, LG 14, Ni 6

C: Taiyang, Lu 9, Lu 1, Bl 16, Bl 19

D: Lu 1, KG 15, H 3, Ma 36

15. Die Ting-Punkte befinden sich an den

A: Ellbogengelenken

B: Fingerendgliedern

C: Kniegelenken

D: Zehenendgliedern

E: A und C ist richtig

F: B und D ist richtig

G: es ist alles falsch

16. Welche Punkte liegen um das Ellenbogengelenk herum?

A: MP 9, Le 8, Ni 10, Gb 34, Ma 36, Bl 40

B: Lu 5, H 3, KS 3, Di 11, 3 E 10, Dü 8

C: 3 E 8, KS 6, H 5, Di 6, Dü 7, Lu 7

D: KS 7, He 7, Lu 9, Di 4, 3 E 4, Dü 4

17. Wo liegen die Zustimmungspunkte?

A: Auf dem Lenkergefäß

B: Auf dem Konzeptionsgefäß

C: Auf dem äußeren Ast des Blasenmeridians auf dem Rücken

D: Auf dem inneren Ast des Blasenmeridians auf dem Rücken

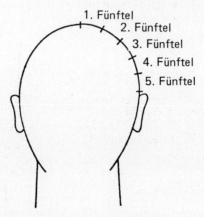

1. Fünftel
2. Fünftel
3. Fünftel
4. Fünftel
5. Fünftel

Die obige Abbildung zeigt die Motorik-Zone der Schädelakupunktur und ihre Einteilung in fünf Fünftel.

Welches Fünftel ist die Projektion

18. der Hand und Finger
A: 1. Fünftel, B: 2. Fünftel, C: 3. Fünftel, D: 4. Fünftel, E: 5. Fünftel

19. Obere Extremität:
A: 1. Fünftel, B: 2. Fünftel, C: 3. Fünftel, D: 4. Fünftel, E: 5. Fünftel

20. Untere Extremitäten und Rumpf:
A: 1. Fünftel, B: 2. Fünftel, C: 3. Fünftel, D: 4. Fünftel, E: 5. Fünftel

Nebenstehendes Schema zeigt
den Magenmeridian.

21. Welcher Punkt ist der Ho-Punkt:

   A, B, C, D, E, F, G, H, J, K, L

22. Welcher Punkt ist der Lo-Punkt:

   A, B, C, D, E, F, G, H, J, K, L

23. Der Quell-Punkt ist

   A, B, C, D, E, F, G, H, J, K, L

24. Der Tonisierungs-Punkt ist

   A, B, C, D, E, F, G, H, J, K, L

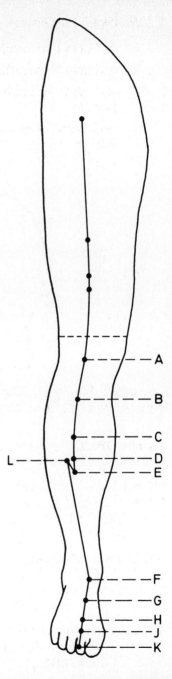

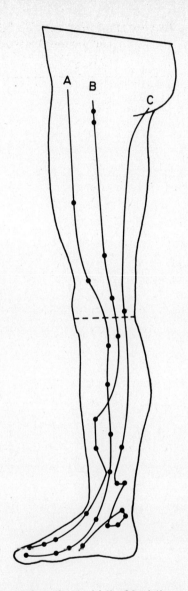

Die obige Abbildung zeigt die drei Yin-Meridiane des Beines.

25. Welcher ist der Milz-Pankreas-Meridian:

    A, B, C

Richtige Antworten Prüfung am 23.09.1983

Die eigene Antwort war

	richtig	falsch
1 B	○	○
2 F	○	○
3 C	○	○
4 C	○	○
5 D	○	○
6 A	○	○
7 C	○	○
8 B	○	○
9 B	○	○
10 C	○	○
11 D	○	○
12 C	○	○
13 A	○	○
14 B	○	○
15 F	○	○
16 B	○	○
17 D	○	○
18 C	○	○
19 B	○	○
20 A	○	○
21 B	○	○
22 L	○	○
23 G	○	○
24 F	○	○
25 A	○	○

Prüfung für das A-Diplom
(Bereich Körper- und Schädelakupunktur)
am 2. Dezember 1983

1. Einige Punktekombinationen sind zu analysieren:

A: Bl 13 − Lu 1

B: Ma 40 − KS 6

C: Lu 7 − Di 4

D: Bl 28 − KG 4

E: Le 3 − Le 8

Welche Punktekombination ist nach der Regel Mittag−Mitternacht zusammengestellt: A: B: C: D: E:

2. Welche beiden Punkte gehören zum YU-MO-Stechen?

A: B: C: D: E:

3. Zwischen welchen beiden Punkten verläuft ein transversales Lo-Gefäß?

A: B: C: D: E:

4. Das transversale Lo-Gefäß dient zum Ausgleich zwischen zwei klinisch gekoppelten Meridianen. Es verläuft vom

A: Lo-Punkt zum Lo-Punkt

B: Lo-Punkt zum Quellpunkt

C: Quellpunkt zum Lo-Punkt

D: Quellpunkt zum Quellpunkt

des gekoppelten Partners.

5. Die antiken HO-Punkte befinden sich:

A: am Rumpf

B: an den Ellbogen

C: an den Kniegelenken

D: an den Sprunggelenken

E: an den Handgelenken

F: B und C ist richtig

G: D und E ist richtig

6. Wo liegt der Punkt Le 8?

A: am Außenknöchel

B: am Innenknöchel

C: am Kniegelenk außen

D: am Kniegelenk innen

7. Die Punktekombination Ma 25, Di 10, Le 3 eigenet sich zur Behandlung von:

A: Lebererkrankungen

B: Magenulcera

C: spastischer Obstipation

8. Der „Meisterpunkt des Thorax" und zugleich wichtiger Energiepunkt ist der Punkt:

A: KG 17

B: Bl 17

C: KG 6

D: LG 14

9. Der „Meisterpunkt der Muskulatur" ist der Punkt

A: Ma 36

B: Gb 34

C: Gb 37

D: 3E 5

10. Als „Meisterpunkt gegen Durchfall" gilt:

A: Ma 25

B: Di 11

C: Di 4

D: MP 4

11. Sie sehen folgende Punkte genadelt: KG 3, Bl 28, Bl 58, LG 20. Welche Erkrankung wird behandelt?

    A: Reizblase

    B: Impotenz

    C: Durchblutungsstörungen der Beine

12. Der Punkt Dü 3 ist ein:

    A: Tonisierungspunkt

    B: Sedierungspunkt

    C: Quellpunkt

    D: Kardinalpunkt

    E: A und D sind richtig

    F: A und C sind richtig

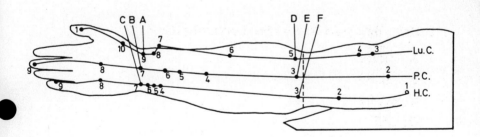

Besonders um das Handgelenk und Ellbogengelenk finden sich wichtige Akupunkturpunkte auf der volaren Seite (Abb.). Folgende Aussagen passen zu den angezeichneten Punkten:

a) Lo-Punkt seines Meridians

b) Quellpunkt seines Meridians

c) Sedativpunkt seines Meridians

d) Tonisierungspunkt seines Meridians

e) Ho-Punkt seines Meridians

f) zugleich Quell- und Sedativpunkt

g) zugleich Quell- und Tonisierungspunkt

h) zugleich Ho- und Sedativpunkt

i) zugleich Ho- und Tonisierungspunkt

Achtung: nur eine Antwort ankreuzen!

13. Punkt A:
a)　b)　c)　d)　e)　f)　g)　h)　i)

14. Punkt B:

a)　b)　c)　d)　e)　f)　g)　h)　i)

15. Punkt C:

a)　b)　c)　d)　i)　f)　g)　h)　i)

16. Punkt D:

a)　b)　c)　d)　e)　f)　g)　h)　i)

17. Punkt E:

a)　b)　c)　d)　e)　f)　g)　h)　i)

18. Punkt F:

a)　b)　c)　d)　e)　f)　g)　h)　i)

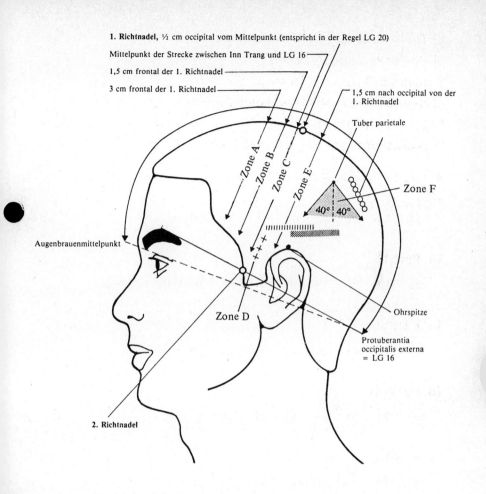

1. **Richtnadel**, ½ cm occipital vom Mittelpunkt (entspricht in der Regel LG 20)

Mittelpunkt der Strecke zwischen Inn Trang und LG 16

1,5 cm frontal der 1. Richtnadel

3 cm frontal der 1. Richtnadel

1,5 cm nach occipital von der 1. Richtnadel

Tuber parietale

Zone A

Zone B

Zone C

Zone E

Zone F

40° 40°

Augenbrauenmittelpunkt

Zone D

Ohrspitze

Protuberantia occipitalis externa = LG 16

2. Richtnadel

19. Die obige Abbildung zeigt Zonen der Schädelakupunktur. Welche Zone sollte bei einer Hypertoniebehandlung mit in die Überlegung einbezogen werden:

A: B: C: D: E: F: G:

20. Welches ist die Zone zur Therapie der Apraxie? (obige Abb.) (Unfähigkeit bei erhaltener Beweglichkeit, Körperteile zweckmäßig zu bewegen)

A: B: C: D: E: F: G:

21. Welche Zone verwendet man gegen Stottern? (obige Abb.)

A: B: C: D: E: F: G:

22. Zusätzlich empfiehlt sich noch (mindestens) folgende Punktekombination gegen Stottern:

A: Gb 41 – 3 E 5

B: Bl 2 – Bl 10 – Bl 60

C: KG 21 – Ma 45 – Bl 21

D: LG 20 – KG 24

23. Sie wollen einen Patienten mit einer Parese der linken Hals- und Gesichtsmuskulatur nach Apoplexie mit Schädelakupunktur behandeln. Welche Seite müssen Sie wählen?

A: die kontralaterale Schädelseite

B: die homolaterale Schädelseite

C: grundsätzlich beide Seiten

24. An welchem der folgenden Punkte kann man ohne Gefahr tief einstechen?

A: Bl 1

B: Bl 31

C: Lu 7

D: Ni 27

25. Welcher Punkt darf auch nach heutigen Kenntnissen nicht genadelt werden?

A: 3E8

B: Di 4

C: KG 8

D: Ma 45

Richtige Antworten Prüfung am 2.12.1983

	Die eigene Antwort war	
	richtig	falsch
1 B	○	○
2 A	○	○
3 C	○	○
4 B	○	○
5 F	○	○
6 D	○	○
7 C	○	○
8 A	○	○
9 B	○	○
10 D	○	○
11 A	○	○
12 E	○	○
13 G	○	○
14 F	○	○
15 F	○	○
16 H	○	○
17 E	○	○
18 E	○	○
19 A	○	○
20 F	○	○
21 D	○	○
22 D	○	○
23 C	○	○
24 B	○	○
25 C	○	○

Prüfung für das A-Diplom
(Bereich Körper- und Schädelakupunktur)
am 16. März 1984

1. Bei welchen Meridianen befinden sich die Ting-Punkte an den Endphalangen?

A: Yin-Meridianen des Armes

B: Yin-Meridianen des Beines

C: Yang-Meridianen des Armes

D: Yang-Meridianen des Beines

E: A und B ist richtig

F: C und D ist richtig

G: Es ist alles falsch

H: A, B, C und D ist richtig

2. Wo liegt der Punkt LG 16?

A: Unter der Protuberantia occipitalis interna

B: Unter der Protuberantia occipitalis externa

C: Unter dem 4. LW-Dornfortsatz

D: 2/5 oberhalb der Symphyse

3. Der Zustimmungspunkt der Leber ist

A: Le 14, B: Le 13, C: Bl 18, D: Bl 19

4. Der Alarmpunkt des Magens ist

A: Ma 25, B: Ma 36, C: Bl 21, D: KG 12

5. Für welche Punkte des Konzeptionsgefäßes gibt es eigene Zustimmungspunkte?

A: KG 3, B: KG 4, C: KG 5, D: KG 6, E: A und B ist richtig, F: C und D ist richtig, G: B und D ist richtig, H: ist alles falsch, J: ist alles richtig.

Folgende Punkte-Kombinationen sind zu beurteilen nach der angewandten Regel oder Technik:

A: Bl 13 − Lu 1, B: Bl 14 − KG 1, C: Bl 58 − Lu 7, D: Di 6 − Lu 9, E: 3E 5 − KS 6

6. Welche Kombination stellt shu-mo-Stechen dar:

   A,   B,   C,   D,   E

7. Wo kommt die Regel Mittag—Mitternacht zur Anwendung:

   A,   B,   C,   D,   E

8. Wo ist ein transversales Lo-Gefäß eingeschaltet:

   A,   B,   C,   D,   E

9. Das transversale Lo-Gefäß verläuft von:

   A: Lo-Punkt zu Lo-Punkt,

   B: Quell-Punkt zu Quell-Punkt,

   C: Lo-Punkt zu Quell-Punkt,

   D: Quell-Punkt zu Lo-Punkt

10. Sie sehen folgende Punkte genadelt: Bl 18, Gb 41, LG 14, KG 5. Welche Krankheit wird behandelt?

    A: Gallenkolik,

    B: Polyarthropathie,

    C: Cholecystitis,

    D: Hepatitis.

11. Welche Krankheit wird mit den folgenden Punkten behandelt? Ma 25, Di 10, Bl 25, KG 12, Le 3.

    A: Gastritis,

    B: Ulcus duo,

    C: spastische Obstipation,

    D: Diarrhöe

12. Welche der folgenden Punktekombinationen würden Sie bei einer Bronchitis mit reichlich Sputum vorziehen?

A: Bl 13, Bl 17, Ma 40, KG 17

B: Bl 13, Bl 17, Gb 42, KG 12

C: Lu 5, Lu 9, Gb 34, LG 5

D: Lu 7, Bl 58, KG 5, LG 14

13. Welche der folgenden Punktekombinationen eignet sich zur Behandlung der Reizblase?

A: Bl 67, Bl 64, Bl 58

B: Bl 64, Bl 58, Lu 7

C: KG 3, Bl 28, LG 20

D: KG 4, Bl 27, LG 14

14. Welches ist der Meisterpunkt gegen Durchfälle?

A: Di 4,

B: KG 4,

C: MP 4,

D: Di 10

15. Welches ist der Meisterpunkt gegen Stimmermüdung?

A: Lu 10,

B: Ma 10,

C: KG 17,

D: KG 21

16. Welches ist der Meisterpunkt des Klimakteriums?

A: Bl 31,

B: Ni 11,

C: Ma 30,

D: KG 6

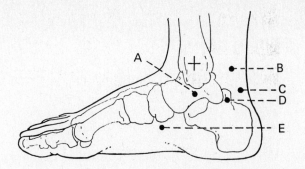

Die obige Abbildung zeigt Punkte des Nieren-Meridians im Bereich des Innenknöchels.

17. Welches ist der Lo-Punkt des Nieren-Meridians?

A,   B,   C,   D,   E

18. Welches ist der Quell-Punkt des Nieren-Meridians?

A,   B,   C,   D,   E

19. Die Zustimmungspunkte liegen auf

A: dem zugehörigen Meridian

B: dem Konzeptionsgefäß

C: dem inneren Ast des Blasenmeridians

D: dem äußeren Ast des Blasenmeridians

E: Es gibt dafür keine feste Regel

20. Welche Punkte liegen in Höhe des Nabels?

A: KG 8,

B: Ni 16,

C: Bl 17,

D: Ma 25,

E: A und B ist richtig,

F: A, B und C ist richtig,

G: A, B und D ist richtig,

H: alles falsch

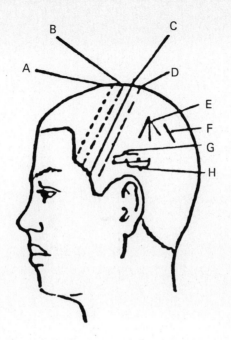

21. Welches ist in obiger Abbildung die Motorik-Zone?

A, B, C, D, E, F, G, H

22. und welches ist die Apraxie-Zone?

A, B, C, D, E, F, G, H

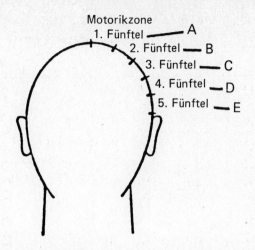

Motorikzone
1. Fünftel —— A
2. Fünftel —— B
3. Fünftel —— C
4. Fünftel —— D
5. Fünftel —— E

Welches Fünftel (siehe Skizze) der Motirokzone ist zuständig

23. für die obere Extremität?

    A,   B,   C,   D,   E

24. für Hand und Finger?

    A,   B,   C,   D,   E

25. In der Schädelakupunktur sticht man zum Krankheitsge-schehen

    A: homolateral,

    B: kontralateral,

    C: für die Gesichtsmuskulatur beidseitig,

    D: A und B ist richtig,

    E: B und C ist richtig,

    F: alles falsch

Richtige Antworten Prüfung 16.03.1984

Die eigene Antwort war

	richtig	falsch
1 H	○	○
2 B	○	○
3 C	○	○
4 D	○	○
5 G	○	○
6 A	○	○
7 C	○	○
8 D	○	○
9 C	○	○
10 B	○	○
11 C	○	○
12 A	○	○
13 C	○	○
14 C	○	○
15 A	○	○
16 A	○	○
17 C	○	○
18 B	○	○
19 C	○	○
20 G	○	○
21 C	○	○
22 E	○	○
23 B	○	○
24 C	○	○
25 C	○	○

Prüfung für das A-Diplom
(Bereich Körper- und Schädelakupunktur)
am 26. Oktober 1984

Folgende Punkte-Kombinationen sind einzuordnen:

A: MP 4 — Ma 42
B: Bl 28 — KG 3
C: Bl 27 — KG 5
D: He 5 — Gb 37
E: KS 5 — Ma 40
F: 3 E 8 — MP 4

1. **Welche Kombination ist nach der Regel Mittag—Mitternacht zusammengestellt?**

   A,   B,   C,   D,   E,   F

2. **Wo wird ein transversales Lo-Gefäß verwendet?**

   A,   B,   C,   D,   E,   F

3. **Wo ist Shu-Mo-Stechen verwendet?**

   A,   B,   C,   D,   E,   F

4. **Würde man 1 Querfinger unterhalb des Innenknöchels zum Außenknöchel durchstechen, so würde man folgende Punkte treffen:**

   A: Ni 4 — Bl 60
   B: Ni 6 — Bl 62
   C: MP 4 — Bl 64
   D: MP 6 — Bl 58

5. **Der Punkt MP 4 ist ein**

   A: Meisterpunkt
   B: Kardinalpunkt
   C: Quellpunkt
   D: Lo-Punkt
   E: Tonisierungspunkt

   F: alles ist richtig
   G: A, B, C, D richtig
   H: A, C, E richtig
   J: A, B, D richtig
   K: alles falsch

6. Die Tonisierungspunkte

A: liegen nie in der Nähe von Gelenken,

B: werden nach der Regel Mutter—Sohn ermittelt,

C: werden nach der Regel Mittag—Mitternacht ermittelt,

D: alles ist richtig,

E: alles ist falsch.

7. Die Ho-Punkte liegen:

A: an den Handgelenken,

B: an den Ellbogengelenken,

C: an den Sprunggelenken,

D: an den Kniegelenken,

E: A und C ist richtig,

F: B und D ist richtig.

8. Wo liegt der Punkt LG 16?

A: Zentral auf dem Schädeldach,

B: unter der Protuberantia occipitalis externa,

C: über der Protuberantia occipitalis externa,

D: unter der Protuberantia occipitalis interna

9. Wo liegt der Punkt KG 4?

A: Auf der Strecke Symphyse– Nabel 1/5 oberhalb der Symphyse,

B: auf der Strecke Symphyse Nabel 2/5 oberhalb der Symphyse,

C: auf der Strecke Symphyse—Nabel 3/5 oberhalb der Symphyse,

D: auf der Symphyse,

E: zwischen Nabel und Xiphoid-Spitze.

10. Wo liegt der Punkt He 3?

A: Auf dem Ende der ulnaren Beugefalte des Ellbogenge-
lenkes,

B: auf dem Ende der radialen Beugefalte des Ellbogenge-
lenkes,

C: auf der Mitte der volaren Beugefalte des Handgelenkes,

D: auf der Mitte der dorsalen Beugefalte des Handgelenkes.

Sie sehen folgende Punkte genadelt:

11. KS 6, Bl 31, MP 6. Welche Krankheit wird behandelt?

A: arterielle Durchblutungsstörungen der Beine,

B: Kreislaufkollaps,

C: klimakterische Beschwerden,

D: Hämorrhoiden.

12. Le 3, MP 6, Bl 58, Ma 36. Welche Krankheit wird behandelt?

A: Magenschmerzen,

B: Miktionsbeschwerden,

C: Leberentzündung,

D: Claudicatio intermittens.

13. Di 4, Di 20. Welche Krankheit wird behandelt?

A: Obstipation,

B: Schnupfen im Beginn,

C: Armschmerzen,

D: Colica mucosa.

14. Di 14, Di 15, Dü 9. Welche Krankheit wird behandelt?

A: Ileitis terminalis,

B: Durchfall,

C: Schulterschmerz,

D: Schiefhals.

15. Le 3, KG 12, Ma 25. Welche Krankheit wird behandelt?

A: allgemeine Schwäche,

B: Leberentzündung,

C: Magen-Darmspasmen,

D: Dysmenorrhoe.

16. Lu 1, Lu 7, Bl 13, Ma 40. Welche Krankheit wird behandelt?

A: Asthmoide Bronchitis mit reichlich Sputum,

B: Gastritis,

C: Schulterschmerz,

D: Nackenfurunkel.

17. H 3, H 5, H 7. Welche Krankheit wird behandelt?

A: Tennisellbogen,

B: Hypotonie,

C: Lampenfieber, Prüfungsangst,

D: Hypertonie.

Die nebenstehende Ab-
bildung zeigt Punkte des
Gallenblasenmeridians.

**18. Welches ist der Lo-
    Punkt?**

A, B, C, D, E, F

**19. Welches ist der Punkt
    Gb 34?**

A, B, C, D, E, F

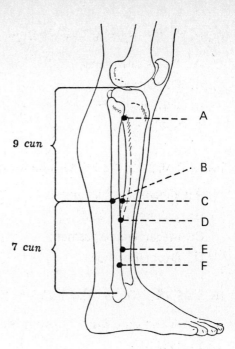

Die unten stehende Abbildung zeigt Punkte des Nierenmeridians.

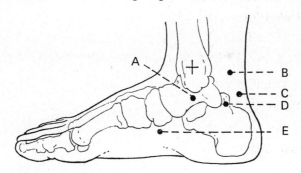

20. Welches ist der Quellpunkt?

A,   B,   C,   D,   E

**21. Welches ist der im Westen häufiger verwendete Sedativ-
    Punkt?**

A,   B,   C,   D,   E

Die nebenstehende Abbildung
zeigt Punkte des 3E-Meridians.

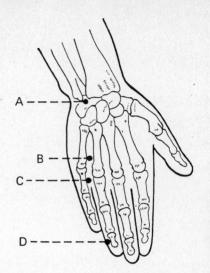

**22. Welches ist der Tonisie-
rungspunkt?**

A, B, C, D

**23. Welches ist der Quell-
punkt?**

A, B, C, D

Nebenstehende Abbildung zeigt
Punkte des Lebermeridians.

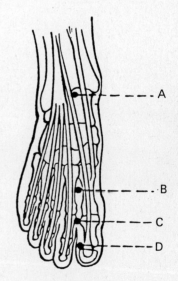

24. Welches ist der Ting-Punkt?

A, B, C, D

25. Welches ist der Sedativ-Punkt?

Λ, B, C, D

Richtige Antworten Prüfung am 26.10.1984

| | | Die eigenen Antworten waren | |
		richtig	falsch
1	D	○	○
2	A	○	○
3	B	○	○
4	B	○	○
5	J	○	○
6	B	○	○
7	F	○	○
8	B	○	○
9	B	○	○
10	A	○	○
11	C	○	○
12	D	○	○
13	B	○	○
14	C	○	○
15	C	○	○
16	A	○	○
17	C	○	○
18	D	○	○
19	A	○	○
20	B	○	○
21	E	○	○
22	B	○	○
23	A	○	○
24	D	○	○
25	C	○	○

Prüfung für das A-Diplom
(Bereich Körper- und Schädelakupunktur)
am 15. März 1985

1. Was versteht man unter klinisch gekoppelten Meridianen?

A: Meridiane, die nach der Regel Mittag—Mitternacht zusammengehören.

B: Meridian-Paare, die durch transversale Lo-Gefäße miteinander verbunden sind.

C: Meridiane, die nach der Regel Ehemann—Ehefrau zusammengehören.

D: Meridiane eines energetischen Niveaus.

E: Meridiane, die von einem Gruppen-Lo-Punkt zusammengefaßt sind.

F: Alles ist richtig.

G: Alles ist falsch.

2. Welche antiken Punkte liegen im Bereich der Grundgelenke von Fingern und Zehen?

A: Ting-P.,

B: Yong-P.,

C: Yü-P.,

D: Yünn-P.,

E: King-P.,

F: Ho-P.

3. Beim Shu-Mo-Stechen verwendet man

A: Zustimmungs- und Alarm-Punkte,

B: Tonisierungs- und Quell-Punkt,

C: Sedierungs- und Quell-Punkt,

D: die Lo-Punkte.

Welcher der Zustimmungspunkte

A: Bl 21, B: Bl 22, C: Bl 23, D: Bl 24, E: Bl 25, F: Bl 26, G: Bl 27,
H: Bl 28
ist zuständig für

4. den Punkt KG 4:

A,   B,   C,   D,   E,   F,   G,   H

5. die Niere:

A,   B,   D,   D,   E,   F,   G,   H

6. Welches ist der Hauptalarm-Punkt des Dreifachen Erwärmers?

A: KG 2,
B: KG 3,
C: KG 4,
D: KG 5,
E: KG 6,
F: KG 7,
G: KG 8.

7. Welcher der Punkte aus Frage 6 ist der Alarmpunkt der Blase?

A,   B,   C,   D,   E,   F,   G

Folgende Punktekombinationen sind zu analysieren:

A: 3 E 5 — MP 4,

B: Ni 4 — Bl 64,

C: Bl 25 — Ma 26,

D: Bl 25 — Ma 25,

E: 3 E 5 — MP 5,

F: Ni 3 — Bl 58

8. Welche Punktekombination stellt das Shu-Mo-Stechen dar?

A,   B,   C,   D,   E,   F

9. Regel Mittag—Mitternacht:

A,   B,   C,   D,   E,   F

10. Transversales Lo-Gefäß:

A,   B,   C,   D,   E,   F

Folgende Punkte sind gegeben: A: MP 4, B: MP 5, C: MP 6,
D: Di 1, E: Di 4, F: Di 11, G: Di 15

Welches ist der Meisterpunkt

11. des Bindegewebes?

A,   B,   C,   D,   E,   F,   G

12. gegen Durchfälle?

A,   B,   C,   D,   E,   F,   G

13. gegen Zahnschmerzen?

A, B, C, D, E, F, G

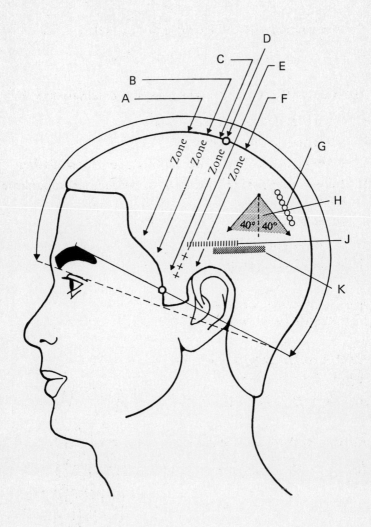

14. Welches ist die Motorik-Zone?

A, B, C, D, E, F, G, H, J, K

15. Welches ist die Sprachzone 1?

A, B, C, D, E, F, G, H, J, K

16. Welches ist die Zone zur Therapie der Apraxie?

A, B, C, D, E, F, G, H, J, K

17. Auf welcher Seite nadelt man in der Schädelakupunktur?

A: Kontralateral zur kranken Seite

B: Auf der erkrankten Seite

C: Beim 4. und 5. Fünftel der Motorik-Zone doppelseitig

D: Immer doppelseitig, wie sonst in der Körperakupunktur auch

E: Alles falsch

F: A und C sind richtig

G: B und C sind richtig

Die nebenstehende Abbildung
zeigt Punkte des Magenmeridians

**18. Welches ist der Tonisierungs-
punkt?**

A, B, C, D, E

19. Welches ist der Quell-Punkt?

A, B, C, D, E

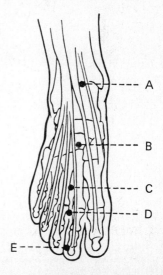

Welche Krankheit oder Störung wird mit der folgenden Punkte-Kombination behandelt?

20. Le 3, MP 5, Bl 58, Ma 36

    A: Claudicatio intermittens,

    B: Leberschaden nach Alkoholabusus

    C: Blasenschwäche

    D: Allgemeine Erschöpfung

21. Le 3, KG 12, Ma 25

    A: Leberentzündung

    B: Gallenkolik

    C: Magen-Darm-Spasmen

    D: Ileus

22. 3E4, KS 6, LG 20

    A: Kreislaufschwäche

    B: Hypertonie

    C: Kopfschmerzen

    D: Atemnot

Welche Punktekombination würden Sie bevorzugen?

23. Bei Prüfungsangst

    A: He 5, KG 17, LG 20

    B: KG 2, LG 16

    C: Bl 10, Gb 20

    D: MP 21, He 3, LG 20

24. Bei spastischer Obstipation

   A: Le 3, Le 8, Ma 30, LG 4
   B: Le 3, Di 4, LG 20
   C: Le 3, Le 8, Gb 37
   D: Le 3, Di 4, Di 10, Ma 25

25. Bei Bronchitis mit reichlich Sputum

   A: Lu 7, KG 17, Bl 40, Bl 23
   B: Bl 13, Lu 1, Ma 40
   C: Bl 13, Bl 14, KG 17, LG 14
   D: KS 6, Lu 7, Lu 9

26. Welche Punktegruppe liegt vollständig in Höhe des Nabels?

   A: KG 8, Ni 16, Ma 25, MP 15, Gb 26
   B: KG 8, Ni 15, Ma 25, MP 16, Gb 27
   C: KG 8, Ni 11, Ma 30, Le 14, Gb 24
   D: KG 12, Ni 17, Ma 21, Le 14, Gb 23

27. Wo liegt der Alarm-Punkt des Magens?

   A: In Höhe des unteren Randes der Spitze des 12. BW-Dornfortsatzes 1 1/2 Cun lateral der Medianlinie.
   B: 4 Achtel der Strecke Nabel—Xiphoid—Spitze unterhalb der Xiphoidspitze.
   C: Zwei Cun lateral vom Nabel.
   D: 1 Fünftel der Strecke Symphyse—Nabel unterhalb des Nabels.

28. Welche Punktegruppe am Rücken liegt vollständig auf einer Höhe?

A: Bl 31, Bl 27, LG 3

B: Bl 21, Bl 50, LG 6

C: Bl 20, Bl 48, LG 6

D: Bl 23, Bl 52, LG 4

29. Welches ist der Yünn-Punkt des Gallenblasenmeridians?

A: Gb 1

B: Gb 4

C: Gb 40

D: Gb 41

30. Auf welchen Punkt trifft man, wenn man von Di 11 senkrecht durchsticht?

A: Lu 7

B: He 3

C: He 5

D: Dü 7

E: 3 E 10

F: KS 5

Richtige Antworten Prüfung am 15.03.1985

Die eigenen Antworten waren

	richtig	falsch
1 B	○	○
2 B	○	○
3 A	○	○
4 F	○	○
5 C	○	○
6 D	○	○
7 B	○	○
8 D	○	○
9 A	○	○
10 B	○	○
11 B	○	○
12 A	○	○
13 D	○	○
14 D	○	○
15 E	○	○
16 H	○	○
17 F	○	○
18 A	○	○
19 B	○	○
20 A	○	○
21 C	○	○
22 C	○	○
23 A	○	○
24 D	○	○
25 B	○	○
26 A	○	○
27 B	○	○
28 D	○	○
29 C	○	○
30 B	○	○

Literaturempfehlungen

Die hier gegebenen Literaturempfehlungen sind bewußt knapp gefaßt. Wir verweisen lediglich auf eine Basis-Literatur. Das Literaturverzeichnis weist dagegen Schrifttum aus, das für ein Weiterstudium angeraten wird.

Für die Vorbereitung auf das A-Diplom in Körper- und Schädelakupunktur wird empfohlen das Begleitmaterial der Kurse der DAA/AM durchzuarbeiten. Es sind dies:

Zeitler, Skriptum der Körperakupunktur für die Stufe I.

Samlert, Zeitler, Bahr, Skriptum der Körper- und Schädelakupunktur für die Stufe II.

Samlert, Zeitler, Bahr, Skriptum der Körper- und Schädelakupunktur für die Stufe III.

Zeitler, Einführung in die Schädelakupunktur, Haug, Heidelberg, 1978.

Zeitler, Meridiane, ihre Punkte und Indikationen, Vieweg, Braunschweig/ Wiesbaden, 1983.

Zusätzlich zu dieser Vorbereitungslektüre empfohlene Literatur

NN, Essentials of Chinese Acupuncture, Foreign Languages Press, Beijing, China, 1980.

Chen Jing, Anatomical Atlas of Chinese Acupuncture Points, Shandong Science and Technology Press, Jinan, China, 1982.

Lebarbier, A., Schule der Akupunktur MLV, Uelzen, 1978.

Porkert, M., Die theoretischen Grundlagen der chinesischen Medizin, Franz Steiner, 1973.

Zeitler, H., Akupunkturtherapie mit Kardinalpunkten, Haug, Heidelberg, 1981.

Register

A
A-Diplom VII
AHO (Acupuncture Health Organi-
    zation) VII
Akupunktur VII
Alarm-Punkt 9, 10
Amalgam-Belastung 20
Antike Punkte 3
Außerordentliche Gefäße 1, 10

B
Befehlspunkt 1, 2
Bezugspunkt siehe Orientierungs-
    punkt
Blasen-Meridian 1, 3, 6, 9, 12
Blasen-Meridian innerer Ast 7
Brustwirbel 9
Brustwirbel-Dornfortsatz 9

C
ch'ung-mo 11
Cun 9

D
Dickdarm-Meridian 1, 6, 9, 12
Dreifach-Erwärmer-Meridian 1, 9,
    12
Drei-Volt-Hämmerchen 19, 20
Dünndarm-Meridian 1, 3, 6, 9, 12

E
Ehemann-Ehefrau-Regel 12
Energetischer Umlauf 14
Entwicklungsstörungen bei Kindern
    18

F
Fülle 2
Fünf-Elementen-Lehre 5

G
Gallenblasen-Meridian 1, 3, 6, 9,
    12

H
Herz-Meridian 1, 5, 6, 9, 12
Hirn-Embolie 18
Ho-Punkt 3, 5, 6

I
Inn-Trang 19
Insult, cerebraler 18
Inversion 19
Ischämie, cerebrale 18

J
jen-mo 11

K
Kardinal-Punkt 10
King-Punkt 3, 5, 6
Klinisch gekoppelte Meridiane 2,
    14
Körper-Akupunktur VII 2, 3, 12,
    15
Konzeptions-Gefäß 1, 7
Kopfnadel 15
Kreislauf, fördernder 4
Kreislauf, kontrollierender 4, 13
Kreislauf, zerstörender 4

Kreislauf-Sexus-Meridian 1, 5, 6, 9, 12
Kybernetik 11

L
Laser 15
Lateralitätsinstabilität 19
Leber-Meridian 1, 4, 6, 9, 13
Leere 2
Lendenwirbel-Dornfortsatz (= LWD) 9
Lenker-Gefäß 1, 7, 9
Lo-Gefäß, transversales 2, 11, 15
Lo-Gefäß, longitudinales 12
Lo-Punkt 2, 3, 11, 15
Lungen-Meridian 1, 4, 6, 9, 12

M
Magen-Meridian 1
Maximal-Zeiten 14
Meister-Punkt 7, 8, 11
Meridian 1, 14
Meridian-Uhr 12, 14
Milz-Pankreas-Meridian 1, 4, 5, 9, 12
Mittag-Mitternacht-Regel 12, 15
Mo-Punkt 9, 10
Mutter-Sohn-Regel 4

N
Nieren-Meridian 1, 4, 6, 9, 12

O
Ohr-Akupunktur 15, 19
Orbis 1
Orientierungspunkte der Schädel-akupunktur 15
Oszillation 19

P
Para-Orbis cerebri 1

Para-Orbis medullae 1
Para-Orbis uteri 1

Q
Quell-Punkt 2, 3, 6, 15

R
RAC 19, 20
Regeln
    Ehemann-Ehefrau 12
    Mittag-Mitternacht 12, 15
    Mutter-Sohn 4

S
Sacralloch 9
Sedierungs-Punkt 2, 3, 4, 6
Shu-Mo-Stechen 7
Shu-Punkt 7, 10
Störfeld 20
Su-Punkte 3

SCH
Schädel-Akupunktur VII 15
Schädel-Akupunktur, Zonen der 15

T
tai-mo 11
Therapie-Hindernisse VII 19
Ting-Punkt 3, 5, 6
Tonisierungs-Punkt 2, 3, 4, 11
tu-mo 11

W
Wunder-Meridian 10

Y
Yang 1, 12
yang-ch'iao-mo 11
Yang-Meridiane 6
Yin 1, 13

yin-ch'iao-mo 11
Yin-Meridiane 6
yin-wei-mo 11
Yong-Punkt 3, 5, 6
Yü-Punkt 3, 6
Yünn-Punkt 3, 6

Z
Zonen der Schädel-Akupunktur 15
Zustimmungs-Punkt 7, 9
Zwerchfell 7, 9